WAND-PILATES FÜR SENIOREN

EINFACHE ÜBUNGEN FÜR ZU HAUSE, DIE FLEXIBILITÄT, BEWEGLICHKEIT, HALTUNG UND GLEICHGEWICHT VERBESSERN UND GLEICHZEITIG EINE GESUNDE BEWEGUNG FÖRDERN

FÜR IMMER FIT

INHALT

Einführung   7

1. ALLES ÜBER WAND-PILATES   15
   Die Grundlagen von Wand-Pilates   16
   Ist Wand-Pilates effektiv für Senioren?   17
   Verbessert die Ausrichtung der Wirbelsäule   18
   Verbessert die Stärke der Mitte   18
   Verbessert Flexibilität und Mobilität   19
   Verbessert das allgemeine Wohlbefinden   19

2. WAND-PILATES FÜR ANFÄNGER   21
   Aufwärmübungen   22
   Arm-Rollen   22
   Hampelmann   23
   Hüftrotation   24
   Haupt-Training   25
   Wand-Gesäß-Brücke   25
   Kniebeugen   26
   Stärkung der Bauchmuskulatur an der Wand   27
   Armdehnung im Stehen   28
   Ausfallschritte vorwärts   29
   Hunderte   30
   Seitlicher Beinschwung   31
   Dehnung des Brustkorbes   32
   Vorwärtsrolle im Sitzen   33
   Brücke mit einem Bein   35
   Wandgestützter Schmetterling   36
   Kniebeugen   37
   Dehnung der Beine im Stehen   39
   Stärkung der Bauchmuskulatur im Stehen   40
   Wandgestützte Beckenkippung   41

3. WAND-PILATES FÜR FORTGESCHRITTENE   43
Aufwärmübungen   44
Hampelmann   44
Hüftrotation   45
Zehenberührung   46
Haupt-Training   47
Drehung mit einem Bein   47
Drehung an der Wand   48
Ausfallschritt in der Hocke   49
Wadenheben   50
Wandgestützte Liegestütze   51
Hüftöffner   52
Hecht und Planke   53
Beine heben   54
Eselstritt   55
Beinheben seitlich   56
Armheben im Stehen   57
Trizeps-Training   58
Ausfallschritt mit Tritt   59
Ausfallschritt wie ein Läufer   60
Marschieren an der Wand   61

4. WAND-PILATES FÜR FORTGESCHRITTENE   63
Aufwärmübungen   64
Hampelmann   64
Herabschauender Hund   65
Schmetterlings-Dehnung   66
Haupt-Training   67
Seitliche Stärkung der Bauchmuskulatur   67
Herunterrollen   68
Ausfallschritt Twist   69
Stärkung der Bauchmuskulatur im Rhythmus   70
Wadenheben mit einem Bein   71
Erweiterter Hüftöffner   72
Gesäßbrücke mit Zehentap   73
Seitliches Brett   74
Kniebeugen   75
Delphin-Brett   76

Stärkung der Bauchmuskulatur   77
Seitliches Beinheben im Liegen   78
Ein Bein im Liegen heben   79
Armübung   80
Verlängerung des Rückens   81
Schlussfolgerung   82

Referenzen   85

EINFÜHRUNG

In der Welt, in der wir heute leben, ist 30 das neue 20, 40 das neue 30 und 50 das neue 40. Die Menschen werden rückwärts älter! Aber nicht auf eine unnatürliche Weise. Laut Thompson (2023) rangieren Fitnessprogramme für ältere Erwachsene an vierter Stelle in der weltweiten Erhebung über Fitness, weil die Menschen mit zunehmendem Alter den brennenden Wunsch haben, Energie, Gesundheit und Langlebigkeit zu erhalten.

Die Weltgesundheitsorganisation Research (2022) hat ebenfalls festgestellt, dass die Menschen weltweit immer länger leben. Auch wenn viele Senioren aktiver werden, gibt es immer noch einen Teil der älteren Bevölkerung, der sich aufgrund mangelnder Aktivität in einem schlechten Gesundheitszustand befindet.

Sie gehören zu den wenigen, die bereit sind, durch Bewegung in Würde zu altern. Sie haben dieses Buch in die Hand genommen, weil Sie bereit sind, Ihre Gesundheit jeden Tag auf kleine und einfache Weise zu erhalten und wiederherzustellen, so dass Sie in der Lage sind, die Dinge, die Sie schätzen, bis ins hohe Alter zu tun.

Dieses Buch führt Sie in die Pilates-Methode an der Wand ein und verlangt nur von Ihnen, dass Sie sich dem täglichen Training widmen. So wie Rom nicht an einem Tag erbaut wurde, werden auch Ihre körperlichen Fitnessergebnisse nicht über Nacht ein Erfolg sein.

Wenn Sie anfangen zu trainieren, stellen Sie sich einer lebenslangen geistigen und körperlichen Herausforderung, die die Qualität aller Bereiche Ihres Lebens verbessern wird. Es gibt viele Vorteile, wenn man sich für ein Leben mit Fitness entscheidet. Auch diese werden wir besprechen, bevor wir in Wand-Pilates eintauchen.

Gewinnen Sie Ihre Vitalität zurück

Für manche Menschen ist das Alter ein unfruchtbares Land, in dem nichts mehr wächst. Das ist geistige Sklaverei, denn Sie haben die Macht, Ihr Leben auf gesunde Weise zu verändern, egal in welchem Alter Sie sind.

Die Gesellschaft will ältere Erwachsene in einen Käfig sperren, indem sie unrealistische Zeitvorgaben und Normen aufstellt und die Botschaft vermittelt, dass wir dem Untergang geweiht sind, wenn wir unsere Bestimmung nicht bis zum Alter von 30 Jahren gefunden haben. Botschaften wie Schönheit und Vitalität scheinen ein Zeitlimit zu haben.

Das sind Lügen. Sie können Ihre Bestimmung in den goldenen Jahren finden und sich bemühen, ein aktives Leben voller Energie zu führen, um Ihren Hobbys nachzugehen, eine neue berufliche Laufbahn einzuschlagen und sogar Ihr Sexualleben mit Ihrem Ehepartner zu verbessern.

Was auch immer Sie schätzen, Sie müssen wissen, dass Sie Ihre Gesundheit und Langlebigkeit nur mit körperlicher Kraft erhalten können. Ein aktiver Lebensstil bietet eine Reihe von Vorteilen.

Mentale Vorteile eines aktiven Lebensstils

Besserer Schlaf

Häufige sportliche Betätigung erhöht die Körpertemperatur und kann die Einschlafzeit verkürzen. Es wird jedoch medizinisch nicht empfohlen, sich in den Abendstunden intensiv zu bewegen.

Wand-Pilates, das wir uns in diesem Buch ansehen werden, beinhaltet eine leichte Form von Entspannungsübungen, die auch später am Abend durchgeführt werden können. Daher können Sie die Anfängerformen von Pilates auch am Abend ausprobieren.

Verringert stressbedingte Probleme

Probleme wie Depressionen, Ängste, Stress und andere Stimmungsstörungen können durch körperliche Aktivität allmählich abgebaut werden. In einer Studie von Callow et al. (2020) wurde hervorgehoben, dass ältere Erwachsene, die sich körperlich betätigen, weniger Stress haben, weil beim Sport die Produktion von Endorphinen ausgelöst wird.

Endorphine sind Hormone, die von der Hypophyse im Gehirn produziert werden und als Botenstoffe fungieren, die positive Gefühle auslösen. Wenn Sie Sport treiben, steigt auch die Blutzirkulation, und die Endorphine werden durch verschiedene Regionen des Gehirns geleitet, einschließlich der Amygdala, die für angstbasierte Reaktionen auf Stress und emotionalen Schmerz verantwortlich ist. Sport hilft Ihnen also, Ihre negativen Emotionen besser zu kontrollieren und sie gesünder zu verarbeiten.

Schärft den Fokus

Beim Sport entstehen auch neue Gehirnzellen durch einen Prozess, der als Neurogenese bezeichnet wird. Diese neuen Gehirnzellen stärken den Hippocampus, der für die kognitive Funktion, das Lernen und die Gedächtnisbildung im Gehirn verantwortlich ist. Laut Schoenfeld & Swanson (2021) setzt sich die Neurogenese während unseres gesamten Erwachsenenlebens fort und kann durch häufiges Training erheblich gesteigert werden. Sport kann also helfen, das Gedächtnis zu verbessern und neue Fähigkeiten schneller zu erlernen, auch wenn man älter wird.

Körperliche Vorteile eines aktiven Lebensstils

Verbesserte Mobilität

Eine gesunde Bewegung des Körpers ist wichtig für ein schmerzfreies Leben, und eine verbesserte Mobilität wird genau das erreichen. Mobilität ist der Bewegungsumfang Ihrer Gelenke, der die Körperbewegungen, die Flexibilität und die Körperhaltung verbessert.

Erhöht die Knochendichte

Nach Angaben der Weltgesundheitsorganisation (2022) haben ältere Menschen in der Regel mit Osteoporose zu kämpfen, die eine Reihe weiterer Probleme wie Rückenschmerzen nach sich ziehen kann. Häufige sportliche Betätigung hilft, mehr Knochengewebe aufzubauen und Osteoporose zu verhindern.

Verbessert die kardiovaskuläre Stärke

Die Gesundheit des Herzens ist wichtig für die allgemeine Gesundheit des Körpers. Ein gesundes Herz verringert das Risiko eines Schlaganfalls, eines hohen Cholesterinspiegels und das von Herzerkrankungen. Sport steigert die Blutzirkulation und erhöht die Arbeitsleistung des Herzens, wodurch es gestärkt wird.

Das Wissen um die Vorteile eines aktiven Lebensstils kann Sie begeistern. Doch bevor wir beginnen, möchte ich Sie bitten, sich selbst zu versprechen, dass Sie sich um Ihre körperliche Kraft kümmern. So vermeiden Sie die Gesundheitsprobleme, die mit dem Alter kommen und können den Dingen nachgehen, die Sie schätzen.

Bevor Sie beginnen

Bitte beachten Sie, dass dieses Buch im Selbstverlag erschienen ist. Die Fitness-Ratschläge in diesem Buch wurden durch persönliche Recherche zusammengetragen und als Informationsquelle bereitgestellt. Sie können daher nicht zu Behandlungszwecken verwendet werden. Wenn Sie mit starken Rücken- oder Gelenkschmerzen zu kämpfen haben und es Ihnen schwerfällt, Ihre täglichen Aufgaben zu erledigen, suchen Sie bitte einen Arzt auf.

Sie sind für Ihre Sicherheit verantwortlich und sollten sich selbst informieren, bevor Sie Wand-Pilates in Ihr Trainingsprogramm aufnehmen. Denken Sie daran, sich vor einer Übung aufzuwärmen und nach der Übung zu entspannen. Die angebotenen Aufwärmübungen eignen sich auch hervorragend zum Entspannen. Außerdem benötigen Sie für alle Übungen in diesem Buch eine Trainingsmatte.

Übungseinheiten und Wiederholungen

Die Übungen in jedem Kapitel haben eine bestimmte Anzahl von Wiederholungen (Reps), die Sie zur Steuerung Ihrer Übungen verwenden können. Sie können auch Einheiten einbauen, die eine Reihe von Wiederholungen darstellen. Wenn eine Übung zum Beispiel 15 Wiederholungen umfasst und Sie diese in zwei Einheiten wiederholen, haben Sie diese Übung 30 Mal ausgeführt.

Halten Sie zwischen den Einheiten eine ein- bis zweiminütige Pause ein, damit Sie atmen und sich auf die richtige Form während der Übungen konzentrieren können.

Bestimmung Ihres Fitnesslevels

Es ist hilfreich, Ihr Fitnessniveau zu testen, damit Sie feststellen können, woran Sie auf Ihrer Fitnessreise arbeiten müssen. Im Folgenden finden Sie einen einfachen Test, den Sie anwenden können. Denken Sie daran, immer auf Ihren Arzt zu hören und auf die Signale Ihres Körpers zu achten, wenn Sie trainieren. Wenn sich etwas zu schmerzhaft anfühlt, sollten Sie aufhören.

Test: Vom Boden aufstehen

Diese Bewegung wird Ihre Kraft, Flexibilität und Ihr Gleichgewicht testen.

Setzen Sie sich auf den Boden, schlagen Sie die Beine übereinander und stehen Sie dann wieder auf. Stützen Sie sich dabei so wenig wie möglich mit den Armen ab, nur wenn Sie es brauchen. Zu Beginn haben Sie 10 Punkte. Wenn Sie sich mit den Händen abstützen, ziehen Sie einen Punkt ab. Wenn Sie Ihr Knie als Stütze benutzen, ziehen Sie einen Punkt ab. Wenn Sie eine Hand auf Ihr Knie oder auf Ihren Oberschenkel legen, um sich abzustützen, ziehen Sie einen weiteren Punkt ab. Wenn Sie Ihren Unterarm als Stütze benutzen, ziehen Sie einen weiteren Punkt ab.

Wenn Sie sich zum Beispiel hinsetzen und eine Ihrer Hände auf eines Ihrer Knie legen, müssen Sie einen Punkt abziehen. Wenn Sie sich beim Aufstehen mit den Knien und den Händen abstützen, müssen Sie zwei Punkte abziehen.

Wenn Ihre Punktzahl zwischen null und vier liegt, können Sie Ihr Fitnessniveau mit den Anfängerübungen in diesem Buch verbessern. Wenn Ihre Punktzahl zwischen fünf und acht liegt, können Sie Ihr Fitnessniveau mit den Übungen für Fortgeschrittene in diesem Buch verbessern. Liegt Ihre Punktzahl bei neun oder 10, können Sie Ihre Fitnessreise mit den Übungen für Fortgeschrittene fortsetzen.

1

ALLES ÜBER WAND-PILATES

Pilates ist ein Training, das Joseph Pilates im 20. Jahrhundert entwickelte, um Haltung, Flexibilität und Kraft durch kontrollierte Körperbewegungen zu verbessern. Pilates wird in der Regel mit einem Gerät namens Reformer durchgeführt, welches die Bewegungen durch die Erzeugung von Widerstand kontrolliert.

Der Reformer kann durch eine Wand ersetzt werden, daher der Begriff "Wand-Pilates". Pilates an der Wand ist also eine Variante von Pilates, die den Widerstand einer Wand nutzt, um Flexibilität, Haltung und Kraft zu verbessern.

DIE GRUNDLAGEN VON WAND-PILATES

Atmung

Tiefes Atmen durch Einatmen in den Unterbauch und kräftiges Ausatmen durch Anspannen des Beckenbodens beim Ausatmen ist der Hauptbestandteil von Pilates. Joseph Pilates nannte Pilates erstmals "Contrology" und erklärte, dass "die Atmung der erste und der letzte Akt des Lebens ist" (Nesta, 2023). Daher kann die richtige Atmung dazu beitragen, Körper und Geist ins Gleichgewicht zu bringen.

Joseph Pilates zufolge kann die Konzentration auf den Atem während der Bewegungen dem Pilates-Praktizierenden helfen, sich besser auf die Übung einzulassen und von ihr zu profitieren.

Verankerung

Verankerung, auch Zentrierung genannt, bedeutet, dass man sich während des Trainings auf die Körpermitte konzentriert. Pilates konzentriert sich auf die Energie der Körpermitte. Die Körpermitte ist die Gruppe von Muskeln um den Bauch, den unteren Rücken, die Hüften und das Gesäß. Eine starke Körpermitte hilft dem Körper, richtig zu funktionieren, weil sie das Gleichgewicht und die allgemeine Körperkraft verbessert. Durch den Einsatz der Körpermitte beim Pilates werden die Bewegungen kräftiger und fließender.

Konzentration

Sowohl die Atmung als auch die Verankerung während einer Pilates-Bewegung erfordern die volle Konzentration des Übenden. Dieser Aspekt von Pilates erhöht daher die Achtsamkeit und hilft dem Übenden, maximalen Nutzen aus der Bewegung zu ziehen.

Ausrichtung

Pilates erfordert präzise Bewegungen und eine Ausrichtung des gesamten Körpers. Pilates wird mit einer korrekten Haltung der Wirbelsäule und der Muskeln ausgeführt, so dass die Bewegungen fließend sind. Das Ziel der Ausrichtung bei Pilates ist es, Fehlhaltungen des Trainierenden zu korrigieren, damit er auch nach der Übung davon profitiert.

IST WAND-PILATES EFFEKTIV FÜR SENIOREN?

Bei der Vielzahl von Fitnessstudios, die zur Auswahl stehen, sind Sie vielleicht skeptisch, wenn Sie zu Hause trainieren wollen. Pilates an der Wand ist jedoch sehr effektiv, da die Wand nicht nur als Kräftigungsmittel dient, sondern auch als Lehrer, der Feedback gibt und die Haltung korrigiert.

Die Wand hilft Ihnen, eine gute Form zu erreichen, die für ein effektives Training unerlässlich ist. Wenn Sie Ihre Füße, Hände und die Wirbelsäule während der Pilates-Übungen an der Wand abstützen, können Sie die richtige Ausrichtung finden, indem Sie auf Ihren Körper hören. So können Sie

Ihre Haltung so korrigieren, als ob ein Trainer Ihre Bewegungen korrigieren würde.

Abgesehen von einer schlechten Körperhaltung gibt es eine Reihe von Krankheiten, mit denen wir konfrontiert werden, wenn wir zu altern beginnen. Einige davon sind:

- Hüft- und Gelenkverletzungen
- Leichtes Hinfallen
- Multiple Sklerose
- Osteoporose
- Erschwerte Atmung

VERBESSERT DIE AUSRICHTUNG DER WIRBELSÄULE

Das Ausrichtungsprinzip von Pilates fordert die Senioren zu Bewegungen heraus, die das Körpergerüst aufrichten und so der Sklerose vorbeugen und ihre Symptome deutlich verringern.

VERBESSERT DIE STÄRKE DER MITTE

Die Verankerung und Konzentration auf die Körpermitte während der Pilates-Bewegungen regt die Senioren an, die Muskeln, die das Gleichgewicht verbessern, zu stärken und so die Neigung zu Stürzen zu verringern. Diese Rumpfkraft hilft, Hüft- und Gelenkschmerzen zu lindern, da der Körper stark genug ist, sein eigenes Gewicht zu tragen.

VERBESSERT FLEXIBILITÄT UND MOBILITÄT

Pilates ist eine Kombination aus Krafttraining und gleichzeitigem Beweglichkeitstraining. Durch die kontinuierliche Dehnung und Kräftigung der Muskeln wird die Mobilität und Flexibilität der Senioren erhöht.

VERBESSERT DAS ALLGEMEINE WOHLBEFINDEN

Eine konzentrierte Atmung erhöht die Achtsamkeit der Senioren und reduziert die erschwerte Atmung. Das Maß an Konzentration, das nötig ist, um alle Grundlagen von Pilates in ein Training zu integrieren, wird dazu beitragen, eine Menge Probleme zu lindern. Pilates kann die Knochendichte erhöhen, was Osteoporose bei Senioren vorbeugen kann.

Probieren Sie die Pilatesübungen in den folgenden Kapiteln aus und beginnen Sie, davon zu profitieren.

2

WAND-PILATES FÜR ANFÄNGER

Die Pilatesübungen in diesem Abschnitt sind ideal für Anfänger. Sie müssen nicht alles in einer Trainingseinheit machen. Wenn Sie beim Fitnesstest null oder einen Punkt erreicht haben, wählen Sie drei Übungen und machen Sie zwei Einheiten. Wenn Sie drei oder vier Punkte erreicht haben, können Sie mit fünf Übungen pro zwei Einheiten beginnen und sich von da an steigern. Achten Sie darauf, alle Aufwärmübungen zu machen.

AUFWÄRMÜBUNGEN

ARM-ROLLEN

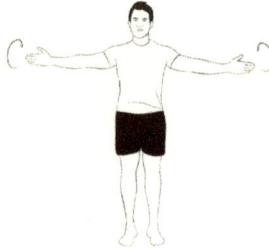

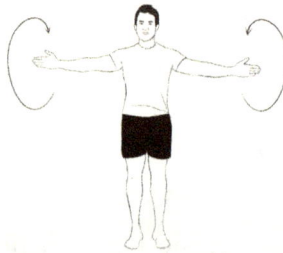

1. Heben Sie die Arme seitlich an.
2. Machen Sie 10 Mal kleine Kreise in der Luft im Uhrzeigersinn, dann gegen den Uhrzeigersinn.
3. Danach machen Sie größere Kreise im und gegen den Uhrzeigersinn.
4. Machen Sie auch diese 10 Mal.

HAMPELMANN

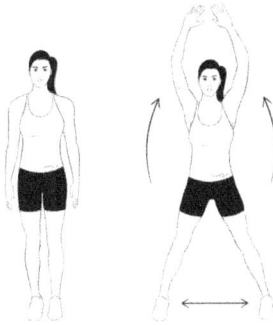

1. Stellen Sie sich mit den Beinen zusammen und den Armen an den Seiten auf.
2. Springen Sie dann hüftbreit ab und strecken Sie beim Sprung die Arme über den Kopf.
3. Springen Sie zurück in die Ausgangsposition.
4. Wiederholen Sie dies weitere 15 Mal.

HÜFTROTATION

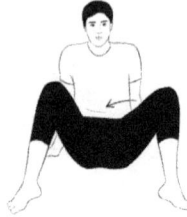

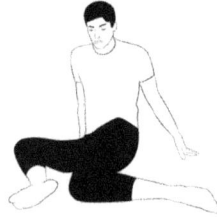

1. Setzen Sie sich auf Ihre Matte und stützen Sie sich mit den Armen hinter sich auf dem Boden ab.
2. Heben Sie die Beine an, um eine A-Form zwischen dem Boden und den Beinen zu bilden.
3. Lassen Sie beide Beine langsam zur linken Seite fallen und den Kopf ebenfalls nach links wandern.
4. Wiederholen Sie diesen Vorgang 10 Mal.
5. Wiederholen Sie die Schritte eins - vier auf der rechten Seite.

HAUPT-TRAINING

WAND-GESÄSS-BRÜCKE

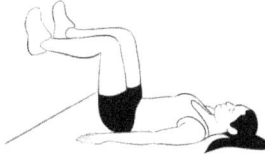

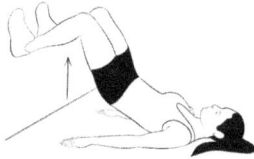

1. Legen Sie sich mit den Beinen zur Wand auf die Matte.
2. Stellen Sie Ihre Füße fest an die Wand und achten Sie darauf, dass Ihre Beine hüftbreit auseinander stehen und einen 90-Grad-Winkel zum Boden einnehmen.
3. Drücken Sie dann Ihre Gesäßmuskeln zusammen und heben Sie Ihr Becken vom Boden ab. Achten Sie bei dieser Übung auf eine starke Mitte.
4. Halten Sie diese Position 60 Sekunden lang und achten Sie dabei darauf, dass Sie durchgehend atmen.

5. Senken Sie Ihr Becken.

6. Wiederholen Sie diesen Vorgang 10 Mal.

KNIEBEUGEN

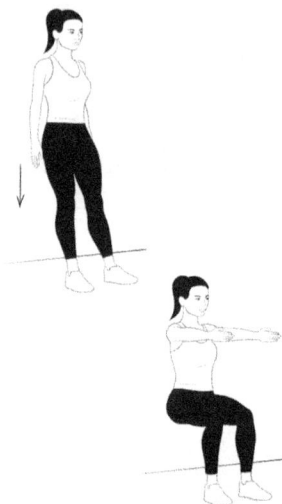

1. Stellen Sie sich mit dem Rücken an die Wand.

2. Stellen Sie Ihre Füße hüftbreit auseinander.

3. Ziehen Sie das Becken ein und heben Sie die Arme vor sich.

4. Beugen Sie die Knie und lassen Sie sich langsam in eine sitzende Position fallen, bis Ihre Oberschenkel parallel zum Boden sind (90 Grad). Atmen Sie ein, während Sie die Knie beugen.

5. 30 Sekunden lang halten.

6. Stehen Sie langsam wieder auf und legen Sie dabei die Arme wieder an die Seite. Atmen Sie beim Aufstehen aus.

7. Wiederholen Sie diesen Vorgang fünf Mal.

STÄRKUNG DER BAUCHMUSKULATUR AN DER WAND

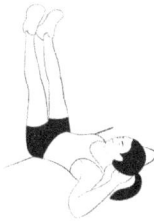

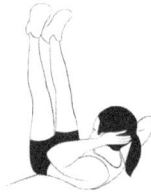

1. Legen Sie sich mit dem Rücken auf Ihre Matte.

2. Stellen Sie Ihre Füße an die Wand, so als ob Sie die oben beschriebene Übung der Wandbrücke durchführen würden.

3. Legen Sie die Hände hinter den Kopf.

4. Atmen Sie mit dem Blick zur Decke ein und heben Sie dann beim Ausatmen die Schultern vom Boden ab.

5. Kommen Sie beim Einatmen langsam wieder in die Ausgangsposition zurück.

6. Wiederholen Sie diesen Vorgang 10 Mal.

ARMDEHNUNG IM STEHEN

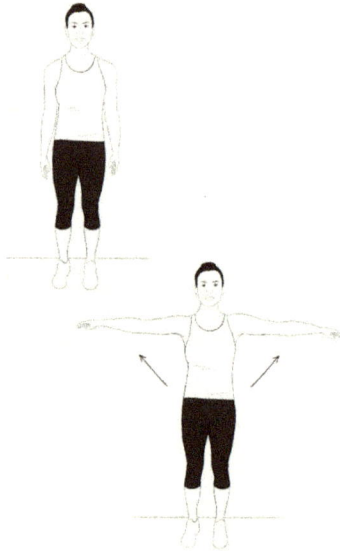

1. Stellen Sie sich mit der rechten Seite zur Wand und legen Sie Ihre Hand an die Wand.

2. Stellen Sie den linken Fuß vor den rechten Fuß, so als ob Sie sich zum Laufen bereit machen würden.

3. Legen Sie Ihre linke Hand auf Ihre linke Hüfte.

4. Beugen Sie den Arm zur Wand, während Sie einatmen.

5. Beugen Sie den Arm von der Wand weg, während Sie ausatmen.

6. Wiederholen Sie dies 15 Mal auf der rechten Seite und 15 Mal auf der linken Seite.

AUSFALLSCHRITTE VORWÄRTS

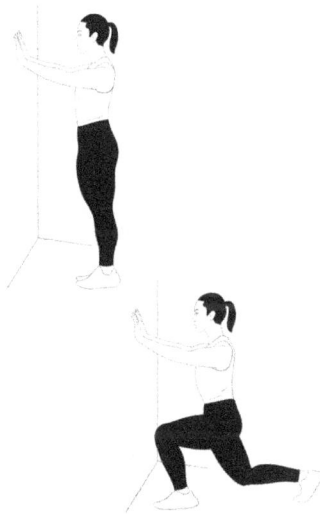

1. Stellen Sie sich im Stehen mit dem Gesicht zur Wand und stützen Sie Ihre Arme an der Wand ab.

2. Treten Sie mit den Füßen zurück, so dass Ihre Ausgangsposition einer diagonalen Linie ähnelt.

3. Treten Sie dann mit dem rechten Bein nach vorne und beugen Sie es, so dass Ihr rechter Oberschenkel parallel zum Boden ist.
4. Treten Sie zurück und wiederholen Sie die Bewegung mit dem rechten Bein 15 Mal.
5. Dann wiederholen Sie die Bewegung mit dem linken Bein.

HUNDERTE

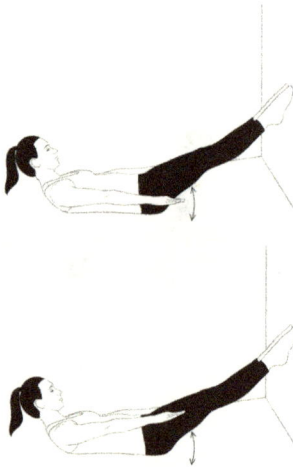

1. Legen Sie sich auf Ihre Matte.
2. Stellen Sie Ihre Füße diagonal an die Wand.
3. Strecken Sie die Arme an der Seite aus und heben Sie sie von der Matte.

4. Bewegen Sie die Arme auf und ab und atmen Sie dabei tief ein (atmen Sie auf vier ein und auf vier aus).

5. Wiederholen Sie dies für 10 Atemzüge (ein Einatmen und ein Ausatmen entspricht einem vollen Atemzug).

SEITLICHER BEINSCHWUNG

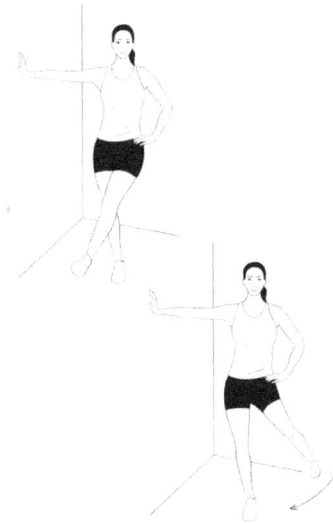

1. Stellen Sie sich seitlich zu einer Wand und stützen Sie sich mit der rechten Hand fest auf die Wand.

2. Gehen Sie von der Wand weg, so dass Ihr Arm ausgestreckt ist, aber bewegen Sie Ihre Hand nicht weg.

3. Heben Sie nun das linke Bein an, schwingen Sie es nach vorne über das rechte Bein und schwingen Sie

es dann nach hinten. Atmen Sie ein, wenn Sie es nach vorne schwingen, und aus, wenn Sie es nach hinten schwingen.

4. Wiederholen Sie diese Bewegung 10 Mal.

5. Wiederholen Sie die Schritte drei und vier mit dem rechten Bein.

DEHNUNG DES BRUSTKORBES

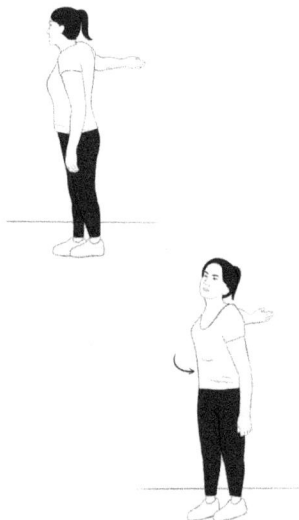

1. Stellen Sie sich seitlich vor eine Wand, strecken Sie den rechten Arm nach hinten aus und legen Sie die Hand an die Wand. Achten Sie darauf, dass Ihr Kopf immer gerade ist und Ihre Hand parallel zum Boden ist.

2. Drehen Sie Ihren Oberkörper beim Einatmen langsam zur linken Seite. Halten Sie den Kopf hoch und ziehen Sie ihn nicht ein.
3. Halten Sie Schritt zwei für 15 Sekunden.
4. Drehen Sie sich dann beim Ausatmen langsam zurück in die Ausgangsposition.
5. Wiederholen Sie diese Bewegung 10 Mal.
6. Wiederholen Sie die Schritte 2 - 5 mit dem linken Arm an der Wand.

VORWÄRTSROLLE IM SITZEN

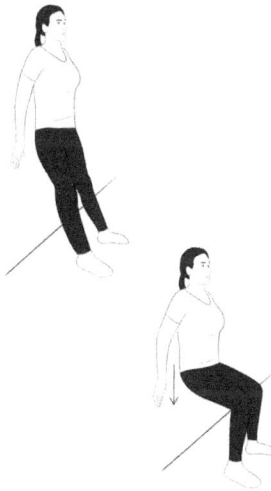

1. Setzen Sie sich mit dem Gesicht zur Wand auf Ihre Matte. Achten Sie darauf, dass Ihre Körpermitte

angespannt ist und sitzen Sie aufrecht (lassen Sie die Schultern nicht nach vorne fallen).

2. Stellen Sie sicher, dass Ihre Füße die Wand berühren, und strecken Sie die Arme vor sich aus.

3. Ziehen Sie den Nabel zur Wirbelsäule und senken Sie den Rücken beim Ausatmen langsam so weit wie möglich zum Boden. Halten Sie den Nabel die ganze Zeit über in Richtung Wirbelsäule gezogen.

4. Atmen Sie dann tief ein und beugen Sie Ihren Oberkörper nach vorn, bis Ihre Hände die Wand berühren (wenn nur Ihre Fingerspitzen die Wand berühren oder Sie nur die Hälfte erreichen, ist das in Ordnung. Sie sollten Ihre Flexibilität nicht zu schnell steigern). Halten Sie Ihre Arme während der gesamten Bewegung parallel zum Boden.

5. Wiederholen Sie diesen Vorgang 10 Mal.

BRÜCKE MIT EINEM BEIN

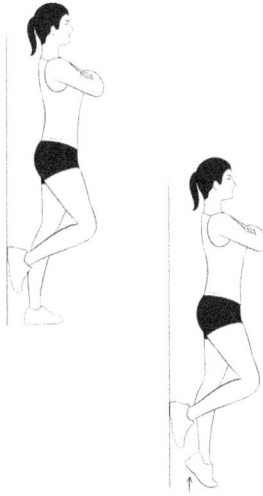

1. Legen Sie sich auf Ihre Matte und stellen Sie Ihre Füße im 90-Grad-Winkel an die Wand.
2. Heben Sie das rechte Bein in die Luft und beugen Sie die Zehen.
3. Heben Sie dann beim Einatmen langsam das Becken an.
4. Bringen Sie Ihr Becken beim Ausatmen langsam auf den Boden.
5. Wiederholen Sie dies 10 Mal auf jedem Bein.

WANDGESTÜTZTER SCHMETTERLING

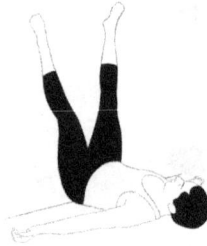

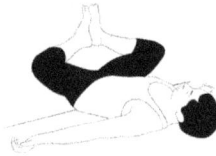

1. Legen Sie sich mit dem Rücken auf die Matte und drücken Sie Ihr Hinterteil an die Wand.
2. Achten Sie darauf, dass Ihr Bauchnabel nach innen gedrückt wird, sodass zwischen der Matte und Ihrem Rücken kein Spalt entsteht.
3. Heben Sie dann die Beine an und öffnen Sie sie, um eine V-Form an der Wand zu bilden.
4. Bringen Sie dann die Fußsohlen nach innen, bis sie sich berühren. Wenn Sie sich flexibel genug fühlen oder bereit sind, sich selbst herauszufordern, senken Sie Ihre Beine in dieser Schmetterlingsstellung ab, bis sie näher an Ihrem Gesäß, aber immer noch an der Wand sind.

5. Zum Schluss schließen Sie beim Ausatmen die Knie und öffnen sie beim Einatmen wieder.

6. Jedes Mal, wenn Sie Ihre Beine in der Schmetterlingsposition öffnen und schließen, zählen Sie bis eins. Wiederholen Sie die Übung bis zum Zählen von 10.

KNIEBEUGEN

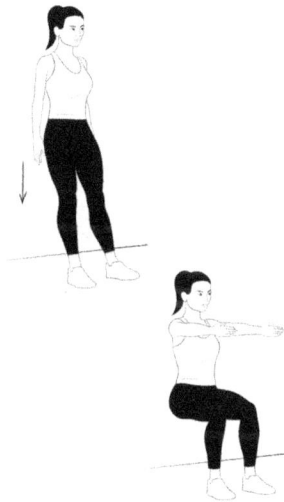

1. Legen Sie sich auf den Rücken und legen Sie die Arme entspannt neben sich auf die Matte.

2. Entspannen Sie Ihren Nacken, öffnen Sie Ihren Brustkorb und achten Sie darauf, dass Ihre Wirbelsäule eine neutrale Position einnimmt, damit

sich kein Bogen zwischen Ihrem Rücken und der Matte bildet.

3. Stellen Sie Ihre Füße in einer 90-Grad-Position an die Wand.

4. Atmen Sie tief durch und spannen Sie Ihre Beckenbodenmuskeln an. Ihr Bauch fühlt sich angespannt an, wenn Ihr Beckenboden angespannt ist.

5. Atmen Sie ein und beugen Sie das rechte Knie zu sich. Halten Sie Ihr Bein in einer 90-Grad-Position, wenn es von der Wand weg ist.

6. Halten Sie die Position drei Sekunden lang und halten Sie dabei Ihre Bauchmuskeln und den Beckenboden angespannt.

7. Stellen Sie Ihr Bein wieder an die Wand.

8. Wiederholen Sie dies 10 Mal auf jedem Bein.

DEHNUNG DER BEINE IM STEHEN

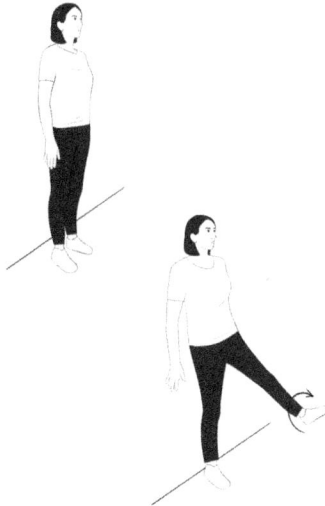

1. Stellen Sie sich mit dem Gesicht zu einer Wand und strecken Sie die Arme nach außen, bis die Hände fest an der Wand aufliegen.
2. Lehnen Sie Ihren Körper nach vorne, spannen Sie Ihr Becken und Ihre Bauchmuskeln an und halten Sie diese Position.
3. Dann heben Sie langsam die linke Fußsohle an, bis Sie fast Ihr hinteres Bein berühren.
4. Setzen Sie den linken Fuß langsam wieder ab und wiederholen Sie den Vorgang mit dem rechten Fuß.
5. Machen Sie dies 10 Mal auf jeder Seite.

STÄRKUNG DER BAUCHMUSKULATUR IM STEHEN

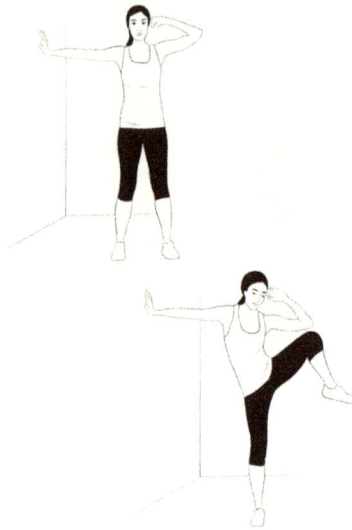

1. Stellen Sie sich mit der rechten Seite zur Wand und strecken Sie den Arm zur Seite, bis die Hand fest an der Wand liegt.
2. Stellen Sie Ihre Füße hüftbreit auseinander.
3. Heben Sie den linken Arm langsam zur Decke.
4. Beugen Sie den linken Ellbogen nach unten, während Sie das linke Knie anheben. Ellbogen und Knie sollten sich berühren. Strecken Sie dann den Arm wieder nach oben und legen Sie das Bein ab. Denken Sie daran, beim Ausstrecken nach oben einzuatmen und beim Bücken auszuatmen.

5. Wiederholen Sie diese Bewegung auf der linken Seite
   10 Mal und auf der rechten Seite noch einmal 10 Mal.

WANDGESTÜTZTE BECKENKIPPUNG

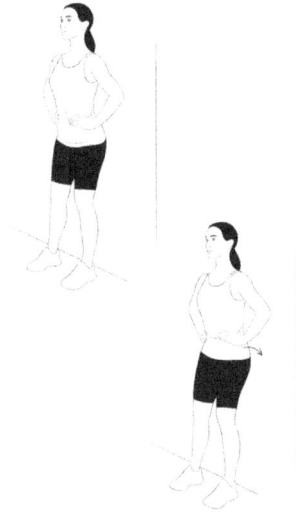

1. Stellen Sie sich mit dem Rücken an die Wand.
2. Stellen Sie Ihre Füße hüftbreit auseinander.
3. Legen Sie Ihre Hände auf Ihre Füße.
4. Ziehen Sie Ihre Bauchmuskeln an und kippen Sie Ihr
   Becken nach vorne. Wenn Sie dieses kippen, sollte
   zwischen Ihrem unteren Rücken und der Wand kein
   Spalt mehr sein.
5. Kippen Sie das Becken wieder nach hinten.
6. Wiederholen Sie diese Bewegung 10 Mal.

WAND-PILATES FÜR FORTGESCHRITTENE

Versuchen Sie diese Bewegungen erst dann, wenn Sie in der Lage sind, alle Anfängerbewegungen zweimal ohne große Anstrengung auszuführen. Wenn Sie beim Fitnesstest fünf oder sechs Punkte erreicht haben, wählen Sie fünf Übungen für zwei Übungseinheiten. Wenn Sie sieben oder acht Punkte erreicht haben, versuchen Sie sechs Übungen für zwei Übungseinheiten. Denken Sie daran, alle Aufwärmübungen zu machen.

AUFWÄRMÜBUNGEN

HAMPELMANN

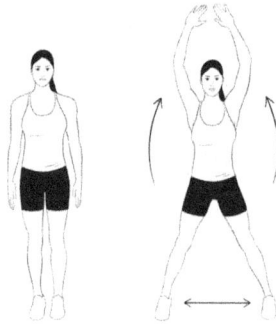

1. Stellen Sie sich mit den Beinen zusammen und den Armen an den Seiten auf.
2. Springen Sie dann hüftbreit ab und strecken Sie beim Sprung die Arme über den Kopf.
3. Springen Sie zurück in die Ausgangsposition.
4. Wiederholen Sie dies weitere 20 Mal.

HÜFTROTATION

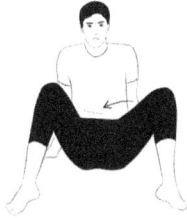

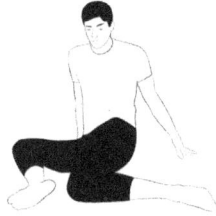

1. Stellen Sie sich mit dem Arm gegen eine Wand.
2. Heben Sie das linke Bein an und drehen Sie es nach außen.
3. Wiederholen Sie diese Bewegung 15 Mal.
4. Dann drehen Sie das linke Bein nach innen.
5. Wiederholen Sie diese Bewegung 15 Mal.
6. Lassen Sie das linke Bein fallen und machen Sie das Gleiche mit dem rechten Bein.

ZEHENBERÜHRUNG

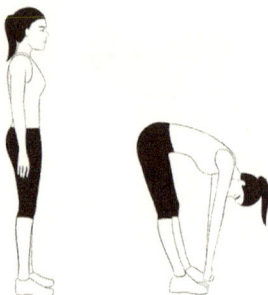

1. Stellen Sie sich gerade hin, die Beine sind zusammen.
2. Beugen Sie sich nun nach unten, lockern Sie Ihren Rücken und entspannen Sie Ihren Kopf, und strecken Sie Ihre Arme so weit wie möglich aus. Wenn Sie Ihre Zehen berühren können, großartig; wenn nicht, ist das in Ordnung.
3. Kommen Sie ganz langsam nach oben und heben Sie die Wirbelsäule einen Wirbel nach dem anderen, rollen Sie die Schultern, heben Sie den Nacken, heben Sie den Kopf und rollen Sie ihn zurück.
4. Machen Sie dies fünf Mal.

HAUPT-TRAINING

DREHUNG MIT EINEM BEIN

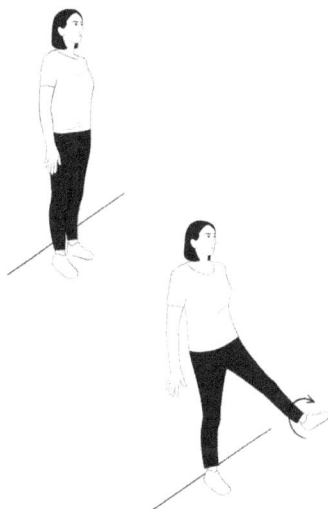

1. Stellen Sie sich aufrecht mit dem Rücken an die Wand.
2. Spannen Sie Ihre Bauchmuskeln an und kippen Sie Ihr Becken, so dass Sie keine Wölbung im Rücken haben und keine Lücke zwischen Ihrem unteren Rücken und der Wand entsteht.
3. Heben Sie dann das Bein vom Boden ab und drehen Sie es 20 Mal nach links.
4. Drehen Sie es 15 Mal nach rechts.

5. Lassen Sie das linke Bein fallen und wiederholen Sie den Vorgang mit dem rechten Bein.

DREHUNG AN DER WAND

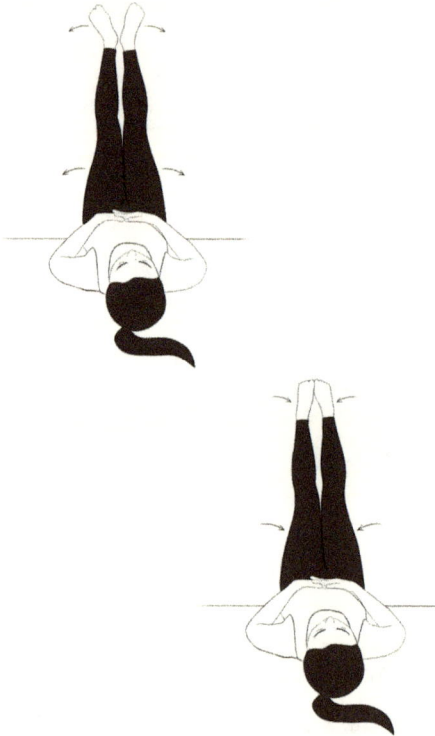

1. Legen Sie sich auf Ihre Matte und heben Sie die Beine an der Wand hoch.
2. Drehen Sie die Oberschenkel nach innen, so dass sich die Zehen berühren.

3. Drehen Sie die Oberschenkel nach außen, so dass die Zehen nach außen zeigen.
4. Wiederholen Sie diese Bewegung bis zu 15 Mal.

AUSFALLSCHRITT IN DER HOCKE

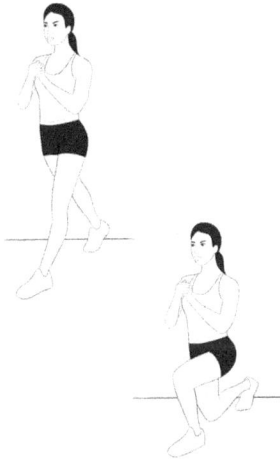

1. Stellen Sie sich mit dem Rücken zur Wand, ein Stück nach vorne, entfernt auf.
2. Stellen Sie den linken Fuß an die Wand, wobei nur die Fußsohle die Wand berührt.
3. Spannen Sie Ihre Bauchmuskeln an und beugen Sie sich nach unten, bis Ihr rechter Oberschenkel parallel zum Boden ist.
4. Wiederholen Sie dies 15 Mal auf beiden Beinen.

WADENHEBEN

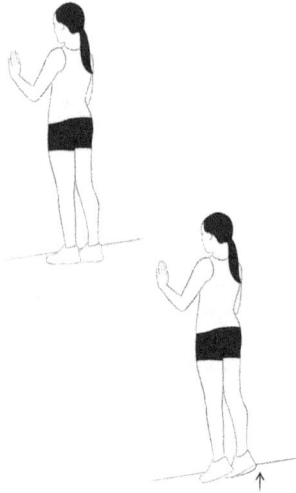

1. Stellen Sie sich mit dem Gesicht zur Wand.
2. Strecken Sie die Arme aus und stützen Sie sich mit den Händen an der Wand ab.
3. Beugen Sie sich mit dem ganzen Körper nach vorne, kippen Sie das Becken nach innen und halten Sie diese Position.
4. Heben Sie beim Einatmen langsam die Fersen beider Füße an, bis Sie auf den Fußballen stehen.
5. Lassen Sie die Füße langsam fallen und atmen Sie dabei aus.
6. Wiederholen Sie dies 15 Mal.

WANDGESTÜTZTE LIEGESTÜTZE

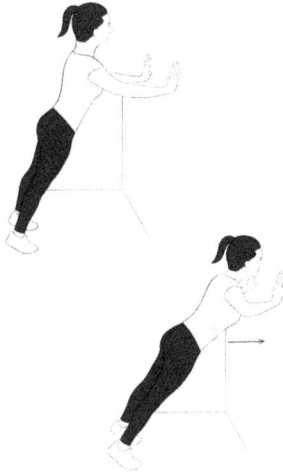

1. Stellen Sie sich mit dem Gesicht zur Wand.
2. Strecken Sie die Arme aus und stützen Sie sich mit den Händen an der Wand ab.
3. Beugen Sie sich mit dem ganzen Körper nach vorne, kippen Sie das Becken nach innen und halten Sie diese Position.
4. Von der Wand wegziehen.
5. Wiederholen Sie die Bewegung 15 Mal, während Sie atmen.

HÜFTÖFFNER

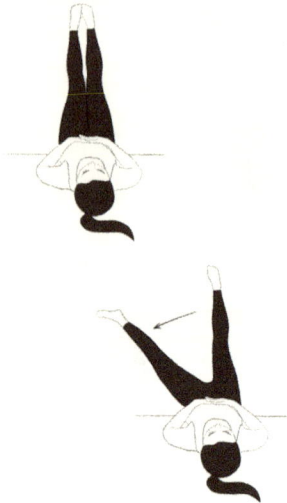

1. Legen Sie sich auf Ihre Matte und stellen Sie Ihre Füße an die Wand.
2. Kippen Sie Ihr Becken leicht nach vorne, während Sie Ihren Bauch anspannen, um sicherzustellen, dass kein Raum zwischen der Matte und Ihrer Wirbelsäule entsteht.
3. Ziehen Sie dann das rechte Bein leicht von der Wand ab und stellen Sie die Zehen auf.
4. Dann öffnen Sie das rechte Bein zur Seite, bis Sie damit den Boden berühren oder so weit wie möglich.
5. Zum Schluss bringen Sie es wieder in die Ausgangsposition zurück.
6. Wiederholen Sie dies 15 Mal auf jedem Bein.

HECHT UND PLANKE

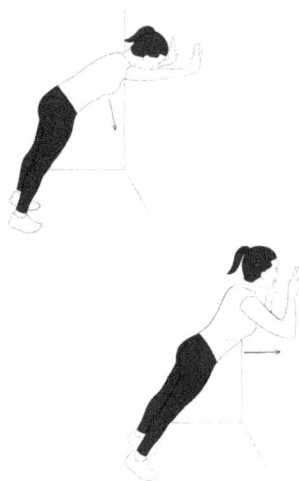

1. Stellen Sie sich mit dem Gesicht zur Wand.
2. Strecken Sie die Arme aus und stützen Sie sich mit den Händen an der Wand ab.
3. Beugen Sie sich nach unten, während Sie Ihren Bauch anspannen, bis Ihr Oberkörper parallel zum Boden ist. Dies ist ein Hechtsprung.
4. Stehen Sie wieder auf und lehnen Sie sich sofort mit dem ganzen Körper nach vorne in eine Wandplanke.
5. Ein Hechtsprung und eine Planke zusammen ergeben eine Eins. Wiederholen Sie dies 15 Mal.

BEINE HEBEN

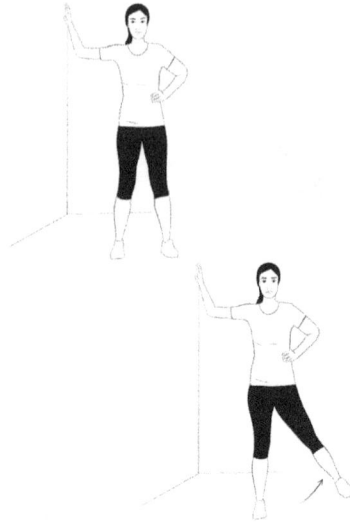

1. Stellen Sie sich mit dem Gesicht zur Wand und strecken Sie die Arme aus, um die Wand zu berühren.
2. Lehnen Sie sich nach vorne, bis Ihr Oberkörper eine Linie mit dem Boden bildet.
3. Spannen Sie die Bauchmuskeln an und strecken Sie das linke Bein nach hinten aus, ohne den Rücken zu krümmen.
4. Bringen Sie es langsam wieder nach unten, ohne die Matte zu berühren, und heben Sie es wieder an.
5. Wiederholen Sie dies 15 Mal mit beiden Beinen abwechselnd.

ESELSTRITT

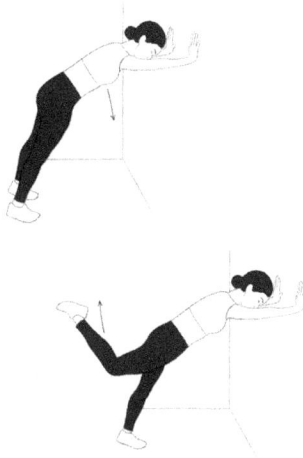

1. Stellen Sie sich mit dem Gesicht zur Wand und strecken Sie die Arme aus, um die Wand zu berühren.
2. Lehnen Sie sich nach vorne, bis Ihr Oberkörper eine Linie mit dem Boden bildet.
3. Spannen Sie Ihre Bauchmuskeln an und beugen Sie sich nach vorne, bis Ihr Körper parallel zum Boden ist.
4. Heben Sie das rechte Bein an, um eine V-Form mit dem Bein zu bilden, ohne den Rücken zu krümmen.
5. Treten Sie mit dem rechten Bein einmal mit den Zehen nach oben und dann nach unten.
6. Wiederholen Sie dies 15 Mal auf beiden Beinen.

BEINHEBEN SEITLICH

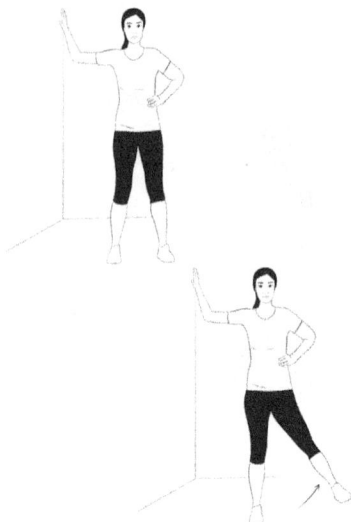

1. Stellen Sie sich seitlich an die Wand und legen Sie
   den rechten Arm im 90-Grad-Winkel an die Wand.
2. Lehnen Sie sich zur Seite, um Ihren Körper an der
   Wand abzustützen.
3. Dann heben Sie das Bein langsam zur Seite, so hoch
   Sie können, und bringen es wieder nach unten.
4. Wiederholen Sie dies 15 Mal auf beiden Beinen.

ARMHEBEN IM STEHEN

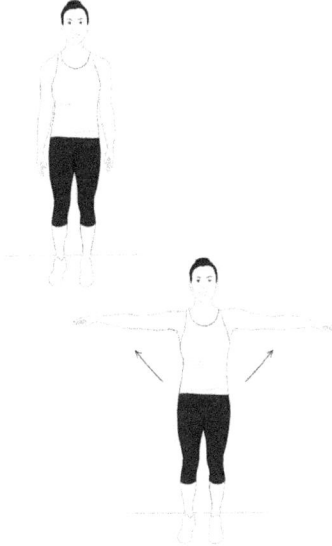

1. Stellen Sie Ihre Füße mit dem Rücken an die Wand und stellen Sie sie 5 cm auseinander.
2. Kippen Sie Ihr Becken nach innen und achten Sie darauf, dass kein Abstand zwischen Ihrem unteren Rücken und der Wand entsteht.
3. Spannen Sie die Bauchmuskeln an und heben Sie die Arme langsam an, bis sie parallel zum Boden sind.
4. Halten Sie vier tiefe Atemzüge lang und senken Sie die Arme langsam wieder zur Seite.
5. Wiederholen Sie dies 15 Mal.

TRIZEPS-TRAINING

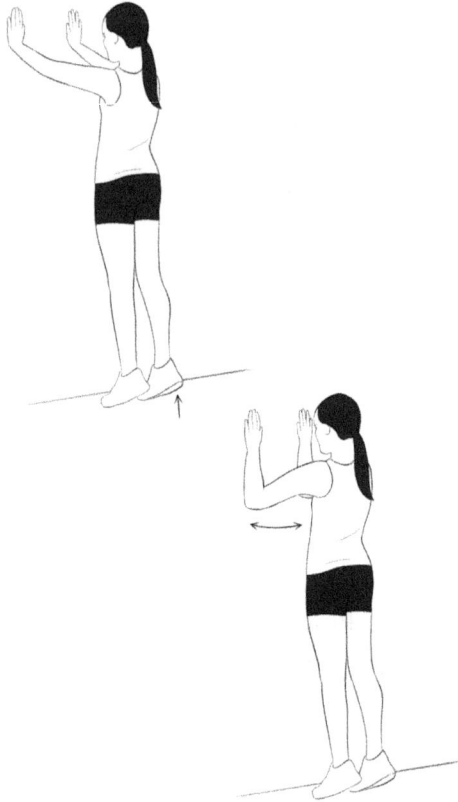

1. Strecken Sie die Arme zur Wand aus und stützen Sie sich mit den Händen fest an der Wand ab.
2. Gehen Sie mit den Händen die Wand hinauf, bis sie sich auf der Höhe Ihrer Stirn befinden.
3. Heben Sie die Fersen an und stellen Sie sich nur auf die Fußballen.

4. Dann beugen Sie die Ellbogen so tief wie möglich und strecken die Arme wieder aus.
5. Wiederholen Sie dies 15 Mal.

AUSFALLSCHRITT MIT TRITT

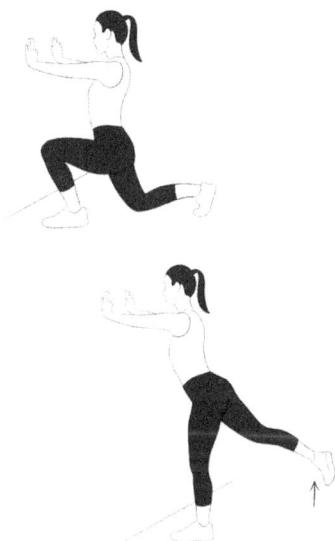

1. Stellen Sie sich mit ausgestreckten Armen an die Wand.
2. Während Sie sich an der Wand festhalten, machen Sie mit dem linken Bein einen Schritt zurück.
3. Beugen Sie sich nach unten, bis Ihr rechter Oberschenkel parallel zum Boden ist.
4. Kommen Sie langsam wieder hoch und ziehen Sie sofort das linke Bein so hoch wie möglich.
5. Machen Sie dies 15 Mal auf beiden Beinen.

AUSFALLSCHRITT WIE EIN LÄUFER

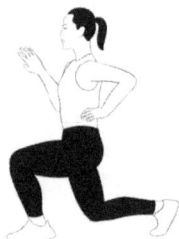

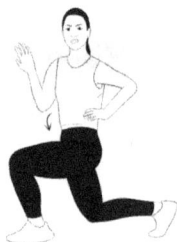

1. Stellen Sie sich seitlich hin und legen Sie die rechte Hand an die Wand.
2. Spannen Sie Ihre Körpermitte an und treten Sie mit dem linken Fuß zurück.
3. Berühren Sie dabei mit den Fingerspitzen der linken Hand den Boden. (Es sollte so aussehen, als würden Sie gleich loslaufen).
4. Heben Sie das linke Bein nach vorne und stellen Sie sicher, dass es parallel zum Boden steht.
5. Wiederholen Sie dies 15 Mal auf beiden Beinen.

MARSCHIEREN AN DER WAND

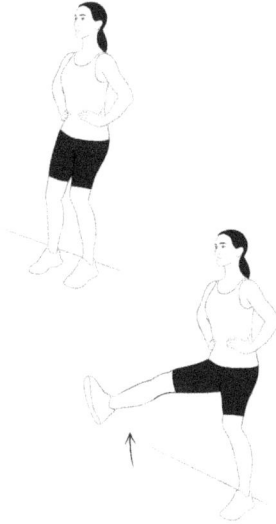

1. Stellen Sie sich mit dem Rücken an die Wand und beugen Sie die Beine leicht.
2. Bewegen Sie die Beine leicht nach vorne.
3. Danach spannen Sie den Bauch an und kippen das Becken, so dass kein Abstand zwischen der unteren Wirbelsäule und der Wand entsteht.
4. Heben Sie dann langsam ein Bein nach dem anderen an und achten Sie auf einen geraden Rücken. Wippen Sie nicht seitwärts.
5. Wiederholen Sie dies 15 Mal.

4

WAND-PILATES FÜR
FORTGESCHRITTENE

Versuchen Sie diese Bewegungen erst, wenn Sie alle Pilates-Bewegungen der Mittelstufe für eine Übungseinheit ohne Anstrengung ausführen können. Wenn Sie beim Fitnesstest neun Punkte erreicht haben, wählen Sie sechs Bewegungen. Wenn Sie zehn Punkte erreicht haben, beginnen Sie mit zehn Bewegungen pro Übungseinheit.

AUFWÄRMÜBUNGEN

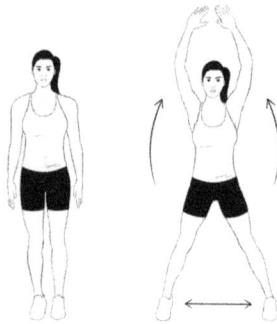

HAMPELMANN

1. Beginnen Sie mit den Beinen zusammen und den Armen an den Seiten.
2. Springen Sie dann hüftbreit ab, und strecken Sie beim Sprung die Arme über den Kopf.
3. Springen Sie zurück in die Ausgangsposition.
4. Wiederholen Sie dies weitere 20 Mal.

HERABSCHAUENDER HUND

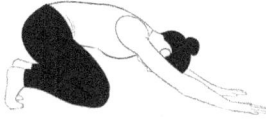

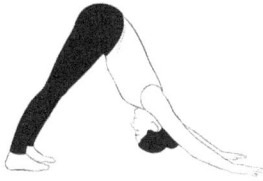

1. Knien Sie sich auf alle Viere.
2. Dann heben Sie die Knie vom Boden ab und strecken gleichzeitig die Arme aus.
3. Ihr Körper sollte eine V-Form bilden.
4. Halten Sie diese Haltung 15 Sekunden lang und bringen Sie die Knie langsam nach vorne und die Arme zurück in die Ausgangsposition.

SCHMETTERLINGS-DEHNUNG

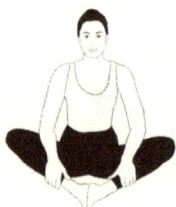

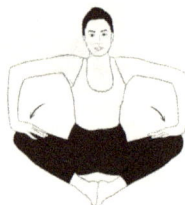

1. Setzen Sie sich mit rautenförmig verschränkten Beinen hin. Die Füße sollten sich berühren.
2. Setzen Sie sich aufrecht hin.
3. Drücken Sie dann die Knie so weit wie möglich nach außen.
4. Halten Sie die Position 20 Sekunden lang und wiederholen Sie sie zweimal.

HAUPT-TRAINING

SEITLICHE STÄRKUNG DER BAUCHMUSKULATUR

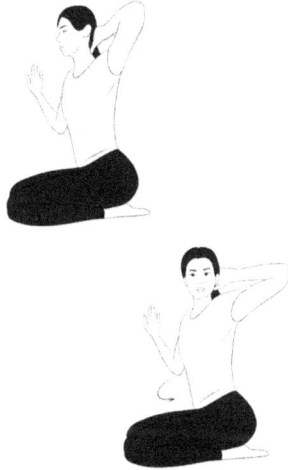

1. Knien Sie sich auf Ihre Matte und richten Sie Ihren Oberkörper auf.
2. Stützen Sie sich mit einem Arm an der Wand ab und legen Sie den anderen hinter Ihren Kopf.
3. Beugen Sie sich beim Ausatmen zur Seite und kommen Sie beim Einatmen wieder nach oben.
4. Wiederholen Sie dies 20 Mal auf jeder Seite.

HERUNTERROLLEN

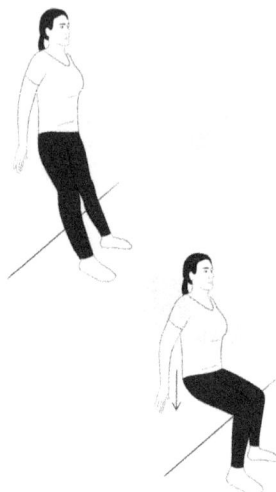

1. Stellen Sie sich mit dem Rücken an die Wand.
2. Als Nächstes bewegen Sie Ihre Füße etwa 2 m von der Wand weg nach vorne.
3. Ziehen Sie die Bauchmuskeln an und halten Sie die Arme an den Seiten.
4. Legen Sie das Kinn auf die Brust und beginnen Sie, den Rücken langsam nach unten zu rollen, während Sie einatmen. Einen Wirbel nach dem anderen.
5. Rollen Sie so weit wie möglich nach unten, halten Sie dabei den Bauch angespannt und drücken Sie die Hüften gegen die Wand.
6. Beginnen Sie auszuatmen und rollen Sie Ihre Wirbelsäule einen Wirbel nach dem anderen wieder

nach oben, bis Sie wieder aufrecht an der Wand stehen.

7. Wiederholen Sie dies 15 Mal.

AUSFALLSCHRITT TWIST

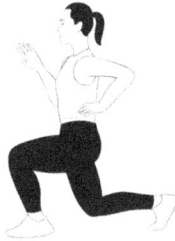

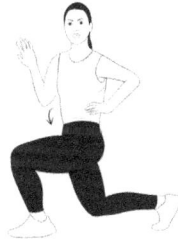

1. Stellen Sie sich seitlich zur Wand und legen Sie Ihre Hand auf die Wand.
2. Treten Sie dann mit dem Bein nach vorne, während Sie aufrecht stehen. Richten Sie Ihre Wirbelsäule auf, als ob ein Seil Sie von der Mitte Ihres Kopfes nach oben ziehen würde.
3. Beugen Sie sich nach unten, bis Ihre Oberschenkel parallel zum Boden sind.

4. Drehen Sie dann den Oberkörper zur Seite und dann wieder nach vorne.
5. Stehen Sie auf und gehen Sie einen Schritt zurück.
6. Wiederholen Sie dies mit dem anderen Bein.
7. Wiederholen Sie diesen Vorgang 20 Mal.

STÄRKUNG DER BAUCHMUSKULATUR IM RHYTHMUS

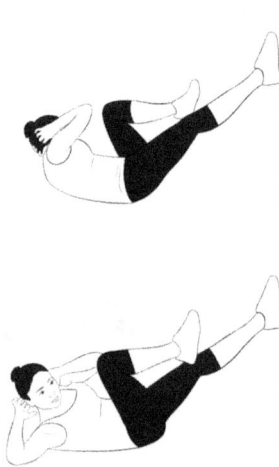

1. Legen Sie sich auf Ihre Matte und stellen Sie die Beine hoch an die Wand.
2. Legen Sie die Hände hinter den Kopf.
3. Spannen Sie Ihre Körpermitte an und achten Sie darauf, dass zwischen der Matte und Ihrer Wirbelsäule kein Platz ist.

4. Danach beugen Sie das rechte Knie und heben die linke Schulter vom Boden ab, so dass der linke Ellbogen das rechte Knie berührt.
5. In dieser Position 15 Mal pulsieren und dabei atmen.
6. Bringen Sie die Schulter wieder nach unten.
7. Wiederholen Sie den Vorgang auf der anderen Seite.

WADENHEBEN MIT EINEM BEIN

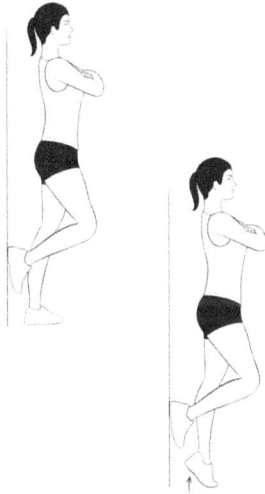

1. Stellen Sie sich mit dem Rücken zur Wand und stellen Sie den rechten Fuß zum Ausgleich an die Wand.
2. Danach verschränken Sie die Arme vor sich.
3. Dann heben Sie das linke Bein langsam an, bis Sie nur noch auf dem Fußballen stehen.

4. Gehen Sie dann langsam wieder auf die Fersen.

5. Wiederholen Sie dies 20 Mal auf beiden Beinen.

ERWEITERTER HÜFTÖFFNER

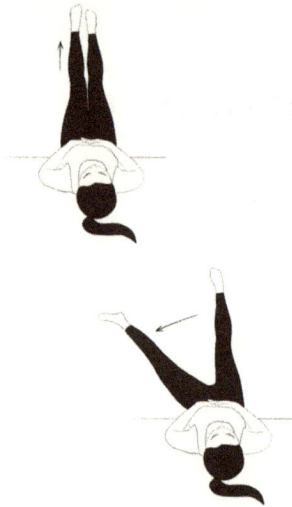

1. Legen Sie sich auf Ihre Matte und stellen Sie Ihre Füße an die Wand.

2. Kippen Sie Ihr Becken leicht nach vorne, während Sie Ihren Bauch anspannen, um sicherzustellen, dass kein Raum zwischen der Matte und Ihrer Wirbelsäule entsteht.

3. Danach heben Sie das rechte Bein so hoch wie möglich, ohne das Knie zu beugen.

4. Lassen Sie ihn dann langsam zur Seite fallen, so weit Sie können, und achten Sie dabei darauf, dass Ihr

Körperkern die ganze Zeit mitmacht.

5. Bringen Sie ihn wieder in die Luft.

6. Wiederholen Sie diese Bewegung 20 Mal auf beiden Beinen.

GESÄSSBRÜCKE MIT ZEHENTAP

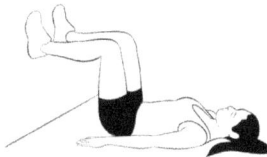

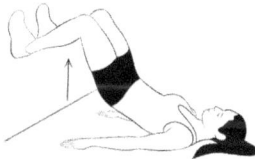

1. Nehmen Sie die Gesäßposition ein, als ob Sie die Gesäßbrücke an der Wand machen würden.

2. Heben Sie die Hüfte vom Boden ab.

3. Heben Sie das linke Bein an, während sich Ihre Hüfte vom Boden abhebt, und tippen Sie mit der Fußspitze auf den Boden.

4. Stellen Sie das linke Bein wieder an die Wand und lassen Sie die Hüfte langsam zu Boden sinken.

5. Wiederholen Sie diese Bewegung 15 Mal mit der linken Seite und dann 15 Mal mit der rechten Seite.

SEITLICHES BRETT

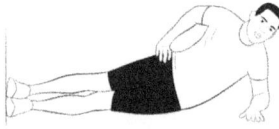

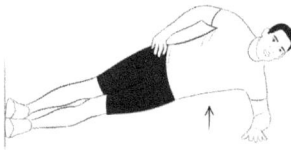

1. Legen Sie sich mit der rechten Seite auf Ihre Matte.
2. Legen Sie Ihren rechten Arm in einem 90-Grad-Winkel an, da er Ihre Hauptstütze sein wird.
3. Stützen Sie sich mit den Füßen an der Wand ab, wobei das linke Bein 5 cm über dem rechten Bein steht.
4. Beugen Sie beide Beine leicht.
5. Legen Sie dann den linken Arm vor sich auf die Matte, um sich abzustützen.

6. Strecken Sie dann die Beine durch und heben Sie sich langsam vom Boden ab.

7. Langsam wieder herunterkommen.

8. Wiederholen Sie diesen Vorgang 20 Mal und machen Sie Pausen, wenn Sie sie benötigen.

KNIEBEUGEN

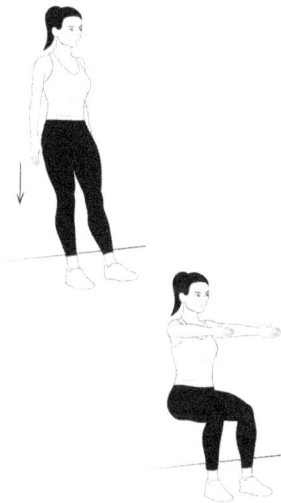

1. Legen Sie sich mit der rechten Seite auf Ihre Matte.

2. Legen Sie Ihren rechten Arm in einem 90-Grad-Winkel an, da er Ihre Hauptstütze sein wird.

3. Stützen Sie sich mit den Füßen an der Wand ab, wobei das linke Bein 5 cm über dem rechten Bein steht.

4. Beugen Sie beide Beine leicht.

5. Heben Sie sich mit angewinkelten Beinen vom Boden ab.
6. Beugen Sie dann in dieser Position die Knie nach vorne und dann wieder zurück. Lassen Sie sich nicht auf den Boden fallen.
7. Wiederholen Sie diesen Vorgang 15 Mal und machen Sie bei Bedarf Pausen.

DELPHIN-BRETT

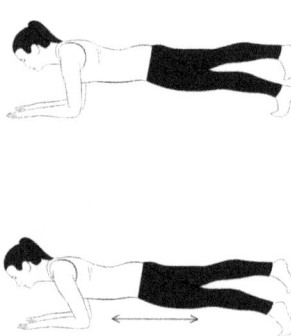

1. Legen Sie sich auf Ihre Matte, das Gesicht vom Weg weg.
2. Legen Sie die Unterarme in einem 90-Grad-Winkel an und stellen Sie die Füße an die Wand.

3. Heben Sie sich hoch und bewegen Sie dann das linke Bein 5 cm über das rechte Bein.

4. Spannen Sie Ihre Bauchmuskeln an und kippen Sie Ihr Becken nach innen.

5. Danach drücken Sie sich nach vorne, bis nur noch die Fußballen an der Wand stehen.

6. Als nächstes schieben Sie sich nach hinten.

7. Bewegen Sie sich vor und zurück und halten Sie Ihre Körpermitte 10 Atemzüge lang angespannt.

STÄRKUNG DER BAUCHMUSKULATUR

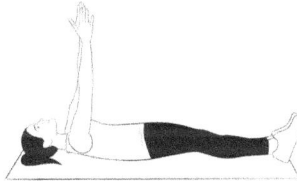

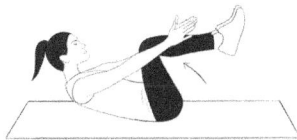

1. Legen Sie sich auf Ihre Matte und stellen Sie Ihre Füße an die Wand, so dass Ihre Oberschenkel parallel zum Boden sind.

2. Strecken Sie beide Arme ganz über den Kopf und halten Sie sie gerade.

3. Spannen Sie Ihre Bauchmuskeln an, sodass kein Abstand zwischen dem unteren Rücken und dem Boden entsteht.

4. Danach ziehen Sie die Knie zu sich heran, während Sie die Schultern leicht vom Boden abheben und die Arme zu den Beinen strecken (Bauchmuskulatur).

5. Lösen Sie diese Haltung und gehen Sie zurück in die Ausgangsposition.

6. Denken Sie daran, während der Bewegungen zu atmen.

7. Wiederholen Sie diese Bewegung 15 Mal.

SEITLICHES BEINHEBEN IM LIEGEN

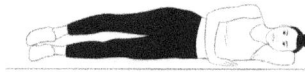

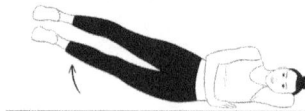

1. Legen Sie sich auf der rechten Seite auf die Matte und lehnen Sie sich mit dem ganzen Körper gegen die Wand.
2. Strecken Sie den rechten Arm nach vorne auf dem Boden aus, um das Gleichgewicht zu halten.
3. Aktivieren Sie Ihre Mitte.
4. Dann heben Sie beide Beine nach oben, wobei die Fersen immer die Wand berühren.
5. Danach bringen Sie sie wieder nach unten.
6. Wiederholen Sie diese Bewegung 15 Atemzüge lang.

EIN BEIN IM LIEGEN HEBEN

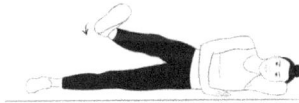

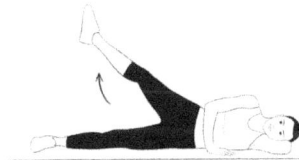

1. Legen Sie sich auf der rechten Seite auf die Matte und lehnen Sie sich mit dem ganzen Körper gegen die Wand.
2. Legen Sie den rechten Unterarm zum Ausgleich auf den Boden.
3. Aktivieren Sie Ihre Mitte.
4. Bewegen Sie das rechte Bein nach vorne und heben Sie es erst nach oben und dann nach unten.
5. Wiederholen Sie dies 10 Mal mit jedem Bein.

ARMÜBUNG

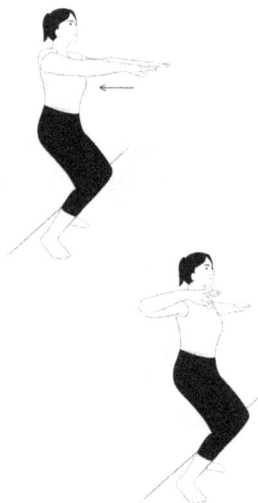

1. Stellen Sie sich mit dem Rücken an die Wand.
2. Kippen Sie Ihr Becken, so dass zwischen Ihrer Wirbelsäule und der Wand kein Platz mehr ist.

3. Beugen Sie sich leicht nach unten, oder wenn Sie
   können, beugen Sie sich in eine vollständige Hocke.
4. Strecken Sie dann die Arme vor sich aus und ziehen
   Sie sie in einem 90-Grad-Winkel zur Wand.
5. Wiederholen Sie diese Bewegung bis zu 10 Mal.

VERLÄNGERUNG DES RÜCKENS

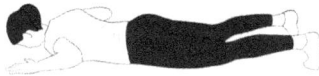

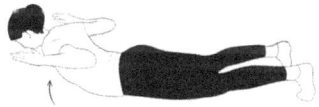

1. Legen Sie sich mit dem Gesicht nach unten auf Ihre
   Matte.
2. Drücken Sie Ihre Füße gegen die Wand.
3. Bringen Sie die Arme nach vorne und legen Sie die
   Hände direkt vor die Stirn.
4. Spannen Sie die Gesäßmuskeln an und heben Sie
   beim Ausatmen die Brust vom Boden ab.

5. Halten Sie die Position drei Sekunden lang und kommen Sie wieder herunter.

6. Wiederholen Sie diese Bewegung 10 Mal.

SCHLUSSFOLGERUNG

Mit all den Übungen in diesem Buch wird es Ihnen leichter fallen, Ihre Vitalität wiederzuerlangen. Ein Nachteil, dessen Sie sich bewusst sein sollten, ist die Alles-oder-Nichts-Mentalität. Der Glaube, dass Sie niemals einen Tag des Trainings auslassen dürfen, wird Ihren Fortschritt nur behindern.

Nur weil Sie einen Tag oder eine Woche lang nicht trainieren, heißt das nicht, dass Sie Ihre Fitnessreise neu beginnen oder aufgeben müssen. Machen Sie einfach dort weiter, wo Sie aufgehört haben und machen Sie weiter Fortschritte.

Hier sind ein paar Möglichkeiten, wie Sie konsequent statt perfekt werden können.

1. Legen Sie Zeitpläne fest, die mit Ihrem Lebensstil vereinbar sind.

2. Behalten Sie eine wöchentliche Routine bei.

3. Setzen Sie sich realistische Ziele.

4. Kontrollieren Sie Ihre Fortschritte.

5. Legen Sie Ruhetage ein.

6. Belohnen Sie sich selbst.

Denken Sie daran, dass Sie die Energie haben können, um Zeit mit Ihren Lieben zu verbringen, unabhängig zu sein und Ihren Leidenschaften nachzugehen. Alles, was Sie dazu brauchen, ist Beständigkeit.

REFERENZEN

Bubb, F. (2016, Oktober 8). *7 große Vorteile von Pilates für Senioren*. Elite Therapy. http://elite-therapy.com/7-great-benefits-of-pilates-for-seniors/

Buschmann, L. (2023). *Ganzkörper-Pilates für Anfänger an der Wand*. YouTube. https://www.youtube.com/watch?v=_VIu33oxs_I&list=TLPQMDMwMzIwMjNjk0hbuN VR_w&index=6

Callow, D. D., Arnold-Nedimala, N. A., Jordon, L. S., Pena, G. S., Won, J., Woodard, J. L., & Smith, J. C. (2020, Oktober). Der Nutzen von körperlicher Aktivität für die psychische Gesundheit älterer Menschen um die COVID-19-Pandemie zu überleben. *The American Journal of Geriatric Psychiatry*, *28*(10), 1046-1057. https://doi.org/10.1016/j.jagp.2020.06.024

Cleveland Klinik. (2022, 19. Mai). *Endorphine: Was sie sind und wie man sie stärkt?* Cleveland Clinic. https://my.cleveland clinic.org/health/body/23040-endorphins#:~:text=Endor-phine%20werden%20in%20Ihrem%20Körper%20erzeugt.

Stiftung Chiropraktik. (n.d.). *Fitness-Tests für zu Hause.* https://foundationchiropractic.ca/at-home-fitness-testing/

Herman, E. (2022). *Pilates For Dummies.* Wiley. https://books. google.com.my/books?hl=en&lr=&id=GF-LEAAAQBAJ& oi=fnd&pg=PA3&dq=wall+pilates&ots=TD8O55aLhG&sig= 2YsLd6I38ZiTe_eEempK6tiotZw&redir_esc=y#v=onepage& q=wall%20pilates&f=false

Hutchens, F. (2021, Januar 5). *Sind Sie so fit, wie Sie es für Ihr Alter sein könnten? Finden Sie es heraus, indem Sie 4 Fitness-Tests machen - Movementum.* Movementum. https://movementum. co.uk/journal/fitness-tests

LaMeaux, E. C. (2023). *8 Prinzipien von Pilates.* Gaiam. https://www.gaiam.com/blogs/discover/8-principles-of-pilates

Larbi, M. (2023, Februar 22). *Wand Pilates ist die neue Übung mit geringer Belastung, die jeder ausprobiert - aber ist sie Ihre Zeit wert?* Stylist. https://www.stylist.co.uk/fitness-health/work outs/wall-pilates-low-impact-benefits/745307

Mayo Clinic. (2019). *5 Schritte zum Start eines Fitnessprogramms.* Mayo Clinic. https://www.mayoclinic.org/healthy-lifestyle/fitness/in-depth/fitness/art-20048269

Mayo-Klinik. (2021, Oktober 8). *7 gute Gründe, warum Bewegung wichtig ist.* https://www.mayoclinic.org/healthy-life style/fitness/in-depth/exercise/art-20048389#:~:text=Beweg ung%20erhöht%20Ener-gie&text=Reguläre%20physische%20 Aktivität%20kann%20verbessern

McGuire, J. (2023, Januar 19). *Wand Pilates ist das neue Workout, über das alle reden - hier ist, was passiert ist, als ich es ausprobiert habe.* Tom's Guide. https://www.tomsguide.com/news/ wall-pilates-is-the-new-workout-everyone-is-talking-about-heres-what-happened-when-i-tried-it

Mukhwana, J., & Munuhe, N. (2022, November 9). *Wand Pilates Führer für den Anfänger auf der Suche nach einem wohlgeformten Körper.* BetterMe. https://betterme.world/articles/ wall-pilates/

NESTA. (2020, 3. Dezember). *Die 10 Leitprinzipien von Pilates | Was ist Pilates?* https://www.nestacertified.com/the-10-prin ciples-of-pilates/

Ogle, M. (2021, Mai 21). *6 Pilates-Prinzipien zur Integration von Geist, Körper und Seele.* Verywell Fit. https://www.very wellfit.com/six-pilates-principles-2704854

Pilates auf Abruf. (2023). *Pilates Einbeiniger Kreis an der Wand.* YouTube. https://www.youtube.com/watch?v= KHO80OHfoZQ&t=8s

Prvulovic, T. (2022, Januar 14). *Wie fit sollten Sie mit 60 sein? - 5 wichtige Fitnesstests für ältere Erwachsene.* Second Wind

Movement. https://secondwindmovement.com/how-fit-should-you-be-at-60/

Schoenfeld, T. J., & Swanson, C. (2021, Juli 21). A Runner's High for New Neurons? Mögliche Rolle von Endorphinen bei den Auswirkungen von Bewegung auf die Neurogenese im Erwachsenenalter. *Biomolecules, 11*(8), 1077. https://doi.org/10.3390/biom11081077

Shea, N. (2023, Februar 10). *Wall Pilates Guide für Anfänger | MYPROTEIN ™*. Myprotein. https://www.myprotein.com/thezone/training/wall-pilates-guide-for-beginners/

Thompson, W. R. (2023). Weltweite Umfrage zu Fitness-trends für 2023. *ACSM's Health & Fitness Journal, 27*(1), 9-18. https://doi.org/10.1249/FIT.0000000000000834

Tipane, J., Sullivan, C., & Ajmera, R. (2021, April 22). *19 Pilates Benefits Backed By Science*. Healthline. https://www.healthline.com/nutrition/pilates-benefits#what-it-is

Trifecta Pilates. (2023). *Pilates Wall Workout | 40 Min. Ganz-körper Pilates*. YouTube. https://www.youtube.com/watch?v=fQDb3rbfTkg&list=TLPQMDMwMzIwMjNjk0hbuNVR_w&index=7

Weltgesundheitsorganisation (WHO). (2022, 1. Oktober). *Alterung und Gesundheit*. https://www.who.int/news-room/fact-sheets/detail/ageing-and-health

www.ingramcontent.com/pod-product-compliance
Lightning Source LLC
Chambersburg PA
CBHW031132020426
42333CB00012B/348